IHRE SCHWANGERSCHAFT
Gebrauchsanweisung

Martin Baxendale

Eichborn.

Die Deutsche Bibliothek – CIP-Einheitsaufnahme
Ihre Schwangerschaft: Gebrauchsanweisung / Martin Baxendale.
Aus dem Engl. von Matthias Bischoff. – Frankfurt am Main: Eichborn, 2000
Einheitssacht.: Your Pregnancy <dt.>
ISBN 3-8218-2492-1

© Copyright 1999 Martin Baxendale, Silent but Deadly Publications (Stroud, Gloucestershire)
© für die deutsche Ausgabe: Eichborn Verlag AG, Frankfurt am Main, März 2000
Übersetzung: Matthias Bischoff
Umschlaggestaltung: Christina Hucke unter Verwendung einer Zeichnung von Martin Baxendale
Gesamtproduktion: Fuldaer Verlagsanstalt GmbH
ISBN 3-8218-2492-1

Verlagsverzeichnis schickt gern:
Eichborn Verlag AG, Kaiserstr. 66, D-60329 Frankfurt am Main
http://www.eichborn.de

VORWORT

Der Merksatz Nr.1 für alle schwangeren Frauen lautet: Jammern Sie, was das Zeug hält! Wann, wenn nicht jetzt, haben Sie jemals wieder die Chance, tagein, tagaus in Selbstmitleid zu baden und zu jammern und wehzuklagen, auf daß alle Welt Anteil an Ihrem Schicksal nehme. Das ist das Allerwichtigste, was Sie auf keinen Fall während Ihrer Schwangerschaft vergessen dürfen (und natürlich auch, daß Sie nun endlich auch das Recht haben, sich mit all dem kalorienreichen Zeugs vollzustopfen, auf das Sie sonst mit Rücksicht auf die schlanke Linie immer verzichten mußten, denn nun können Sie ja jedes hinzukommende Fettpolster auf das Baby schieben!).

Natürlich müssen Sie jetzt auch andauernd an die Zukunft denken, müssen sich vorbereiten und üben und sich von einer Hebamme oder einer Freundin, die bereits Mutter ist, die merkwürdigsten Handgriffe erklären lassen, Sie können nun mit Ihrem Liebsten all die wunderschönen Momente des Glücks genießen und sich in den schwierigen Phasen seiner uneingeschränkten Zuwendung versichern usw., usw.

Ja gewiß, die Schwangerschaft ist das größte Abenteuer im Leben einer Frau. Vor allem aber ist es ein Stück verdammt harter Arbeit, eine scheinbar nicht enden wollende Zeit voller Übelkeit, Rückenschmerzen und dergleichen mehr.

Und deshalb gilt: Sie werden keine bessere Gelegenheit mehr zum Jammern bekommen, und was das Allerbeste ist: Keiner darf etwas dagegen sagen, und wenn es doch jemand wagen sollte, können Sie mit aller Härte zurückschlagen, und auch dagegen darf keiner aufbegehren, denn bekanntlich sind Schwangere ja ungeheuer launisch, und man darf ihnen nichts übel nehmen.

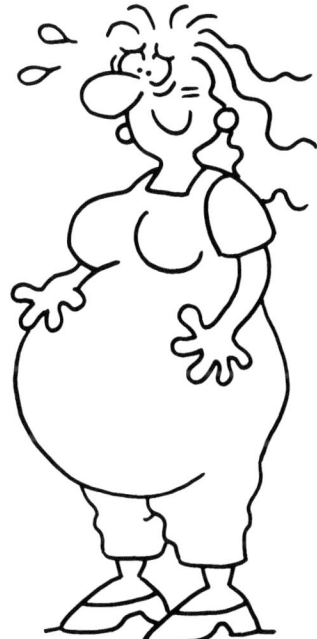

DIE WICHTIGSTEN JAMMER-ANLÄSSE

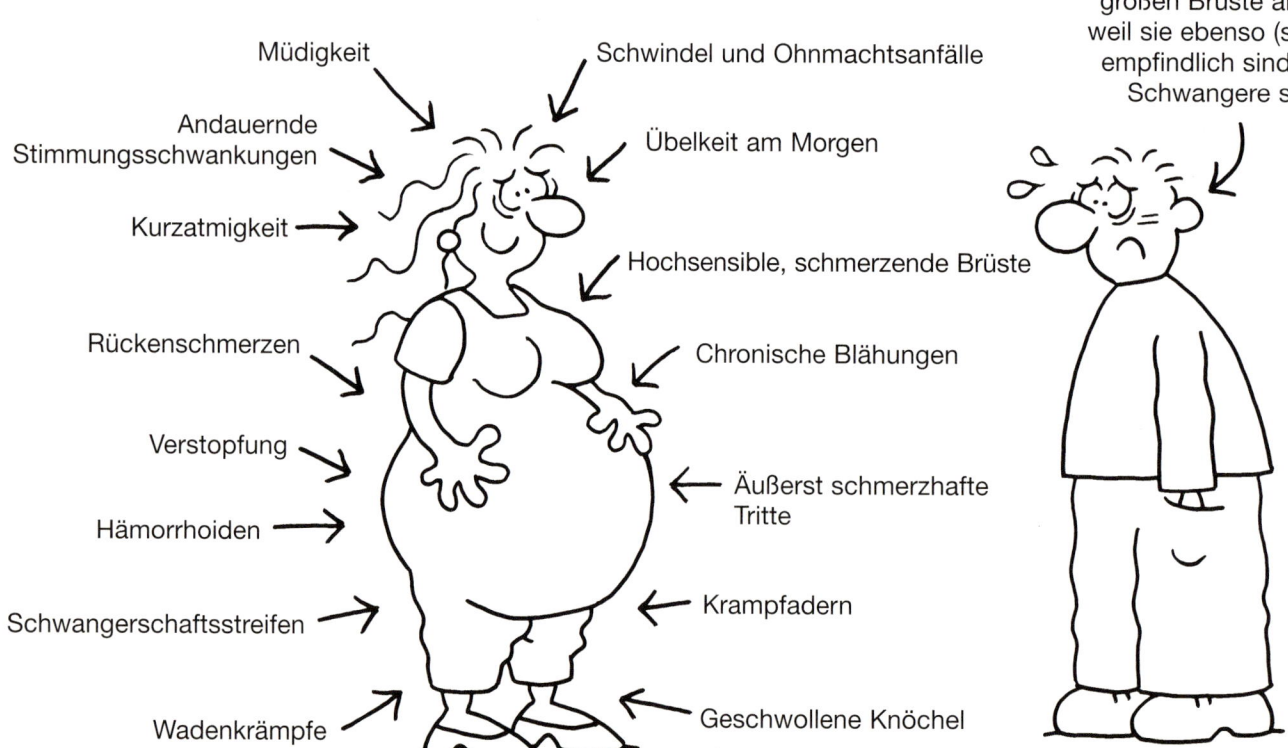

WIE SIE MIT DEN UNANGENEHMEN BEGLEITERSCHEINUNGEN IHRER SCHWANGERSCHAFT MÜHELOS FERTIG WERDEN

ÜBELKEIT AM MORGEN

Besonders in den ersten Wochen Ihrer Schwangerschaft kann es häufig vorkommen, daß Sie morgens beim Aufwachen von unangenehmer Übelkeit heimgesucht werden. Wenn dem so ist, sollten Sie auf größere Mahlzeiten verzichten und lieber öfter über den Tag verteilt kleine Happen zu sich nehmen.

Außerdem sollten Sie auf fettige und stark riechende Nahrungsmittel ganz verzichten, wie etwa Pommes frites, gegrillte Haxe, Grillhähnchen, Hamburger, geräucherten Fisch, Sahnetorten oder diese geruchsintensiven französischen Käsesorten, die stinken wie tagelang getragene Socken – oha ... sorry! Atmen Sie gaaanz ruhig ein und aus, bis es Ihnen wieder besser geht. Vielleicht hilft auch ein Glas kaltes Wasser.

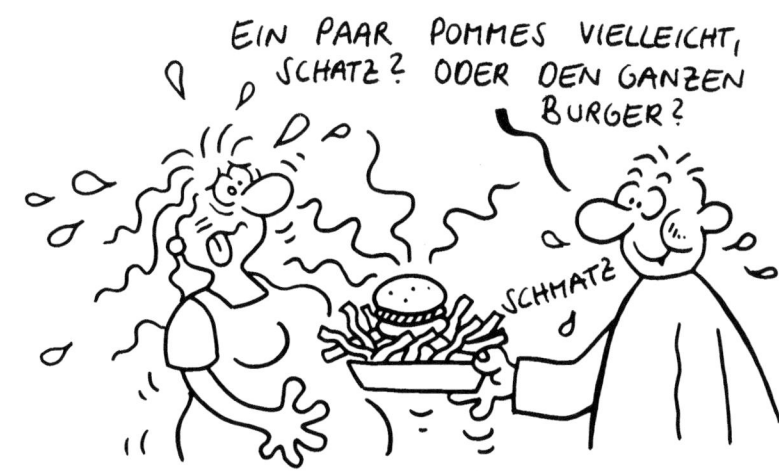

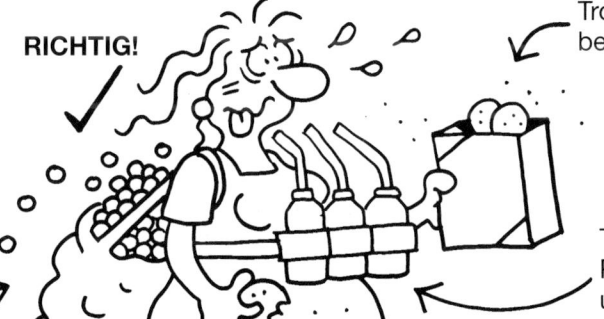

Eine ausreichende Menge magenberuhigender Pfefferminz-Pastillen sollten Sie immer dabei haben.

Trockene Cracker schmecken bei Übelkeit lecker

Trinkflaschen mit Pfefferminztee, Kamillentee und Lindenblütentee

SCHWANGERSCHAFTSSTREIFEN

Abgesehen davon, daß Sie sich für die gesamte Dauer Ihrer Schwangerschaft in ein enges Stützkorsett zwängen können (was jedoch auf gar keinen Fall zu empfehlen ist!!!), gibt es im Grunde kaum ein probates Mittel gegen Schwangerschaftsstreifen außer den üblichen Anti-Falten-Cremes, mit denen Sie sich einreiben können in der Hoffnung, das Problem wenigstens ein klein wenig einzudämmen.

Wichtig bei der Anwendung dieser Cremes ist vor allem, daß sie regelmäßig und großzügig aufgetragen werden, um den gewünschten Effekt zu erzielen. Bitte beachten Sie unbedingt den folgenden Dosierungshinweis:

ANWENDUNGSHINWEIS FÜR ANTI-FALTEN-CREME

Dickes Buch für ausreichende Lesezeit (zum Beispiel »Krieg und Frieden«), während Sie sich ganztägig einweichen

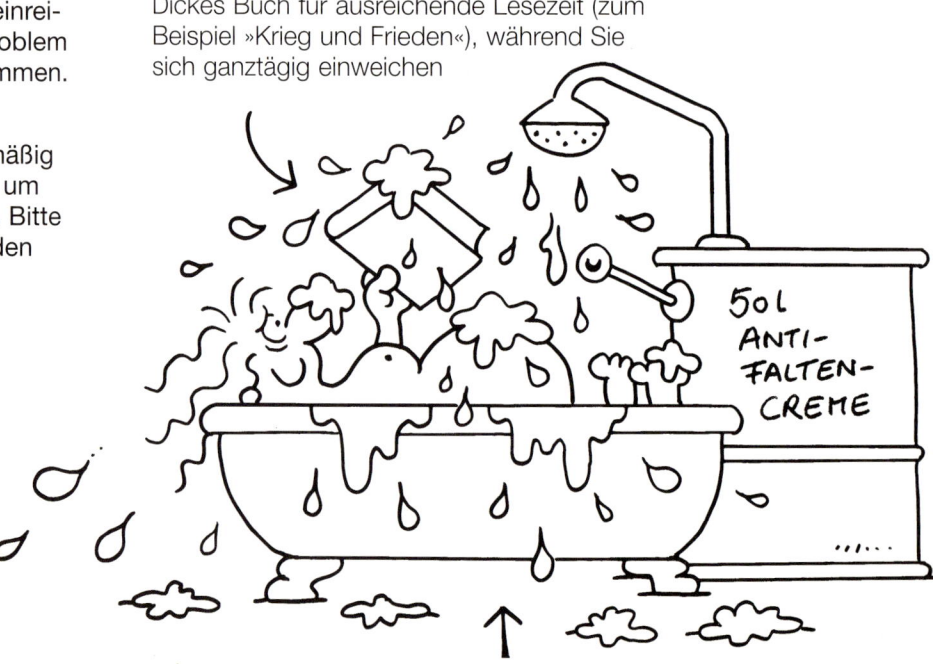

EMPFOHLENE STANDARD-DOSIERUNG

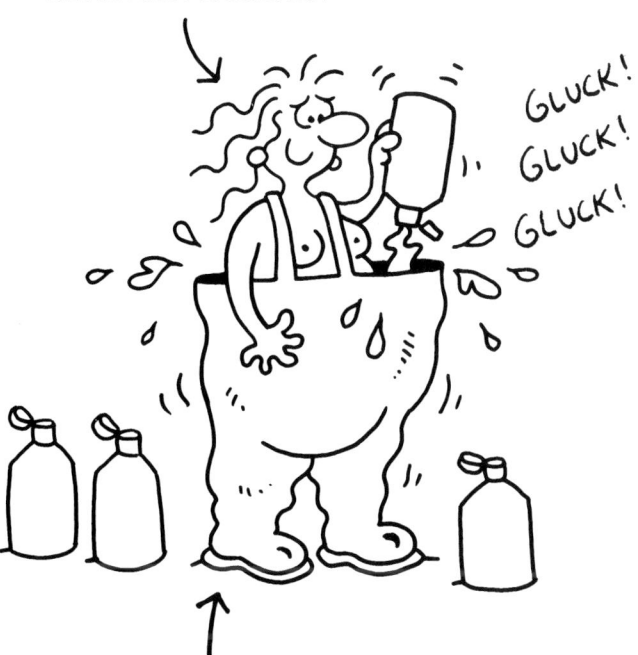

BEVOR SIE AUSGEHEN

Anglerhose mit Anti-Falten-Creme füllen. Die recht füllige Hose kann mühelos unter locker fallender Umstandskleidung verborgen werden (die merkwürdigen Knatsch-Geräusche können natürlich bei Passanten zu Irritationen führen).

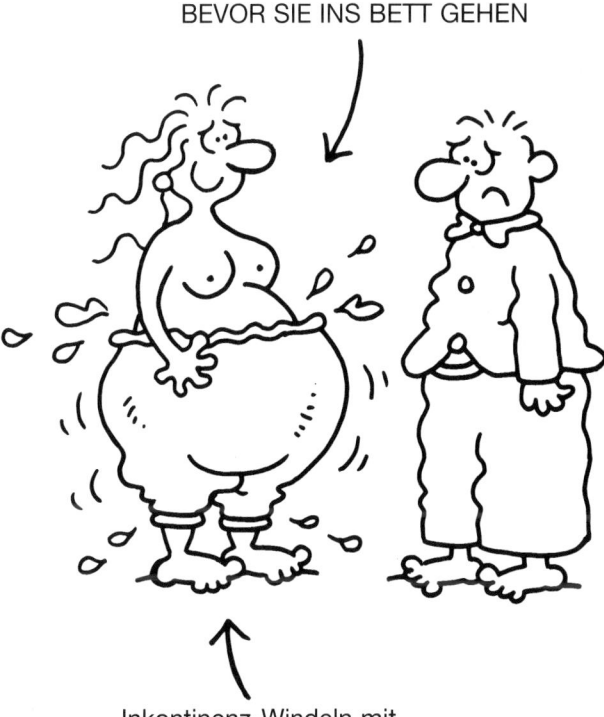

BEVOR SIE INS BETT GEHEN

Inkontinenz-Windeln mit Anti-Falten-Creme füllen

BRUSTZIEHEN, RÜCKENSCHMERZEN, MÜDIGKEIT

Rückenschmerzen, Seitenstechen, Brustziehen, geschwollene Knöchel, Kurzatmigkeit und chronische Müdigkeit sind die ständigen Begleiter einer jeden schwangeren Frau, besonders im Endstadium der Schwangerschaft, wenn Sie schwerer und schwerer werden.

Die Lösung dieser Probleme ist natürlich ganz einfach: Füße hoch und die Dinge so leicht wie möglich nehmen. Glücklicherweise wird Ihnen Ihr geliebter Partner verständnis- und aufopferungsvoll zu Seite stehen, wird Ihnen die täglichen kleinen Besorgungen abnehmen, wird einkaufen, saubermachen, kochen und jeden Handgriff tun, sobald Sie nur leise aufseufzen.

(Stimmt doch genau, oder? Und flog da nicht eben auch ein Rudel Schweine an Ihrem Fenster vorbei, um im Süden zu überwintern?)

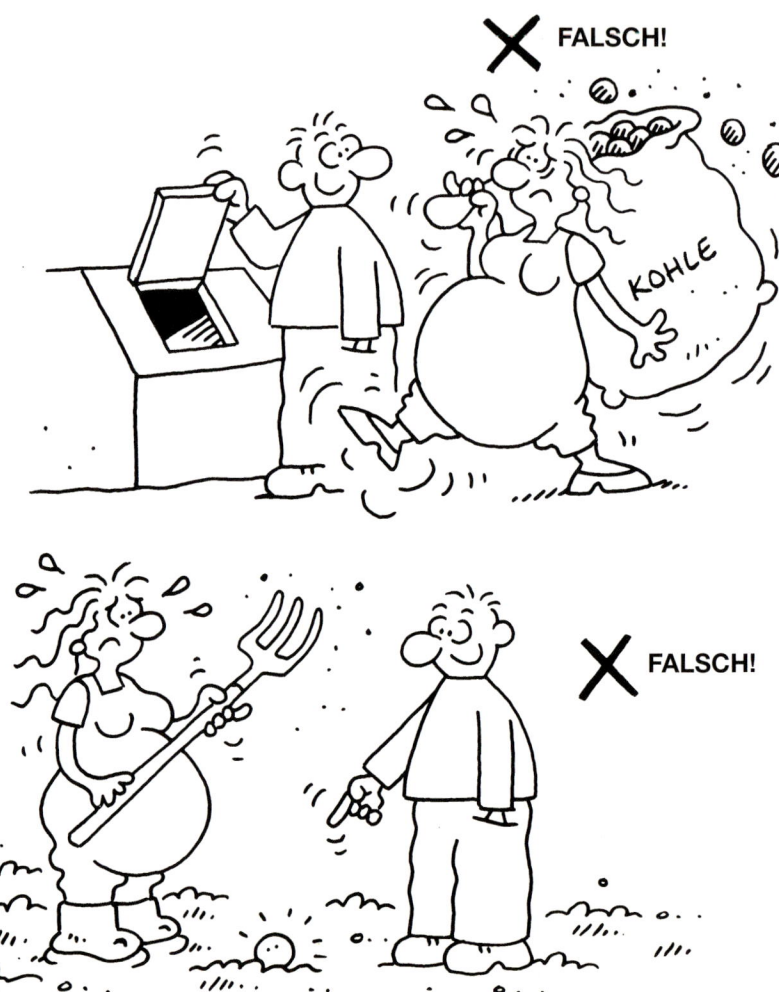

STÄNDIGER HARNDRANG

Ständiger Harndrang gehört zu den unangenehmsten Begleiterscheinungen der Schwangerschaft, da das Baby mit zunehmender Größe auf Ihre Blase drückt.

FALSCH!

FALLS WIR IM STAU STECKENBLEIBEN, NEHME ICH MIR SICHERHEITSHALBER REICHLICH GETRÄNKE MIT

RICHTIG!

SCHLAFLOSE NÄCHTE

Sie werden feststellen, daß Sie immer seltener dazu kommen, friedlich einzuschlafen, da das Baby für gewöhnlich genau dann mit seinem Bewegungstraining beginnt, wenn Sie sich hinlegen.

Natürlich behaupten die meisten sogenannten Fachleute, daß Babys während der Schwangerschaft gar nicht unterscheiden können, ob es gerade Nacht oder Tag ist, so daß sie gar nicht wissen, daß sie Ihnen eine schlaflose Nacht bereiten. Ja? Und Sie glauben das auch noch???

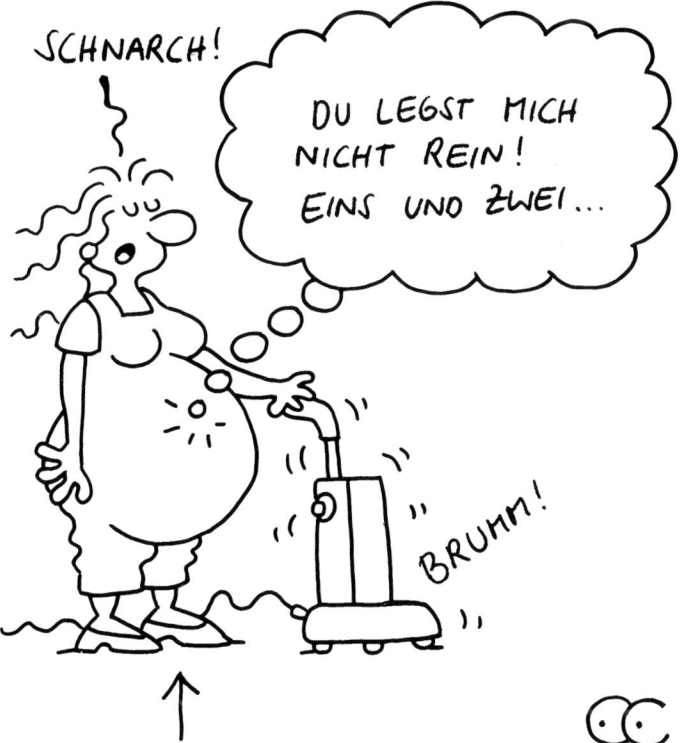

Wir können Ihnen leider nur empfehlen, künftig im Stehen zu schlafen.

(Zu allem Überfluß kommt hinzu, daß auch Ihr Partner überaus unruhige Nächte verbringt, da er Ihr andauerndes Wälzen und Herumwerfen mitbekommt und fürchten muß, von Ihrem Körper zu Tode gequetscht zu werden.)

SIE FÜHLEN SICH MONSTRÖS UND UNATTRAKTIV

Gegen Ende der Schwangerschaft fühlen sich viele Frauen wie ein gestrandeter Wal und haben das Gefühl, riesengroß und sehr unattraktiv zu wirken.

Bevor Sie sich vor Ihrem Mann verstecken, sollten Sie daran denken, wie simpel Männer funktionieren, und sich die folgende Formel vor Augen führen:

FÜR ZWEI ESSEN

So ungefähr ab der Hälfte der Schwangerschaft, wenn die morgendliche Übelkeit nachgelassen hat, werden Sie wahrscheinlich von ständigem Hunger geplagt.

Was sollen wir Ihnen raten? Genießen Sie's! Sie werden nie wieder eine bessere Ausrede finden, sich mit all Ihrem kalorienreichen Lieblingsessen vollzustopfen, ohne auch nur die Spur eines Schuldgefühls zu empfinden.

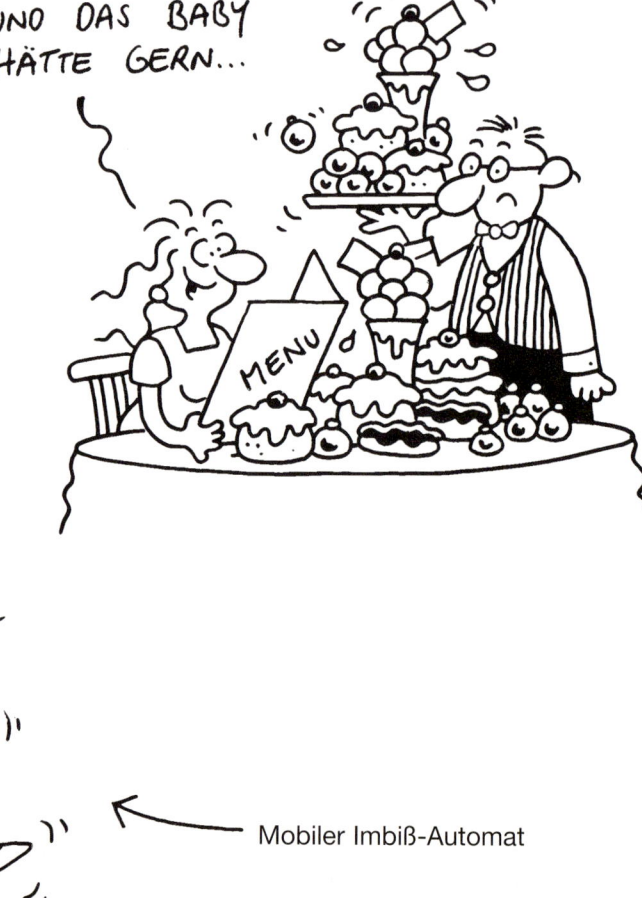

Mobiler Imbiß-Automat

DIE ERFAHRUNG MIT DEM PARTNER TEILEN

Es ist sehr wichtig für Ihre Partnerschaft, daß Sie während Ihrer Schwangerschaft alle wichtigen Erfahrungen mit Ihrem Mann oder Lebensgefährten teilen, daß Sie ihn immer mit einbeziehen und ihm die Chance geben, das zu fühlen, was Sie fühlen.

In unseren modernen Gesellschaften mit ihren gleichberechtigten Beziehungen und dem offenen Rollenverständnis von Männern und Frauen würde es Ihnen Ihr Mann höchstwahrscheinlich sogar sehr verübeln, wenn Sie ihn von all den bewegenden, erstaunlichen, beglückenden und magischen Erfahrungen Ihrer Schwangerschaft ausschlössen.

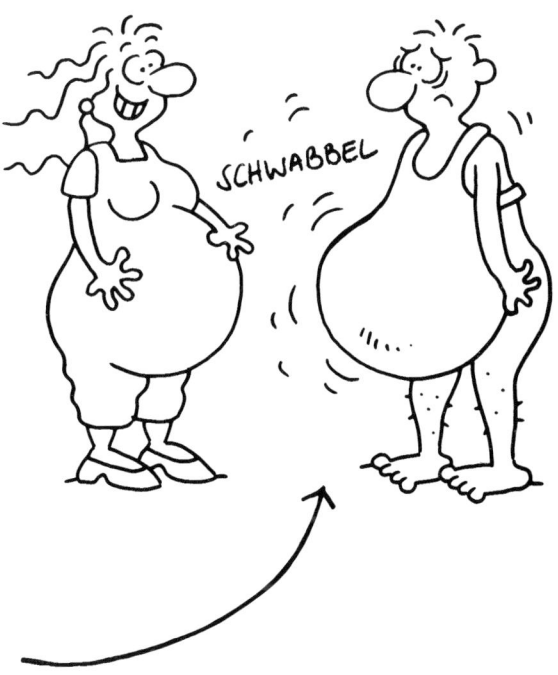

Eine mit Wasser gefüllte Bauchattrappe erlaubt es Ihrem Partner, genau das gleiche zu fühlen wie Sie: So lernt auch er die wundervollen Schwangerschaftsgefühle wie Rückenschmerzen, Kurzatmigkeit, ständige Müdigkeit usw. intensiv kennen.

Füllen Sie jeden Monat die entsprechende Wassermenge nach, bis der Gummisack fast platzt, um das Schwangerschaftsgefühl möglichst naturgetreu zu simulieren.

Mit Wasser gefüllte riesige Brüste können die Intensität des Schwangerschaftsgefühls noch erhöhen.

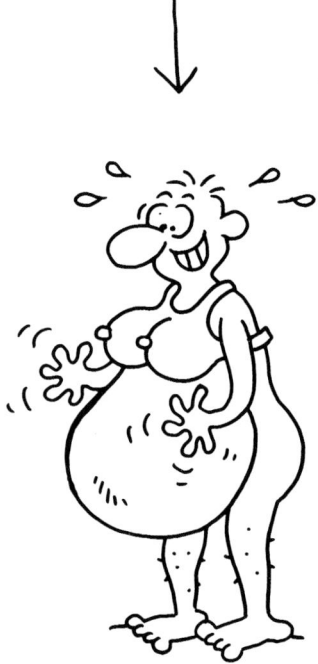

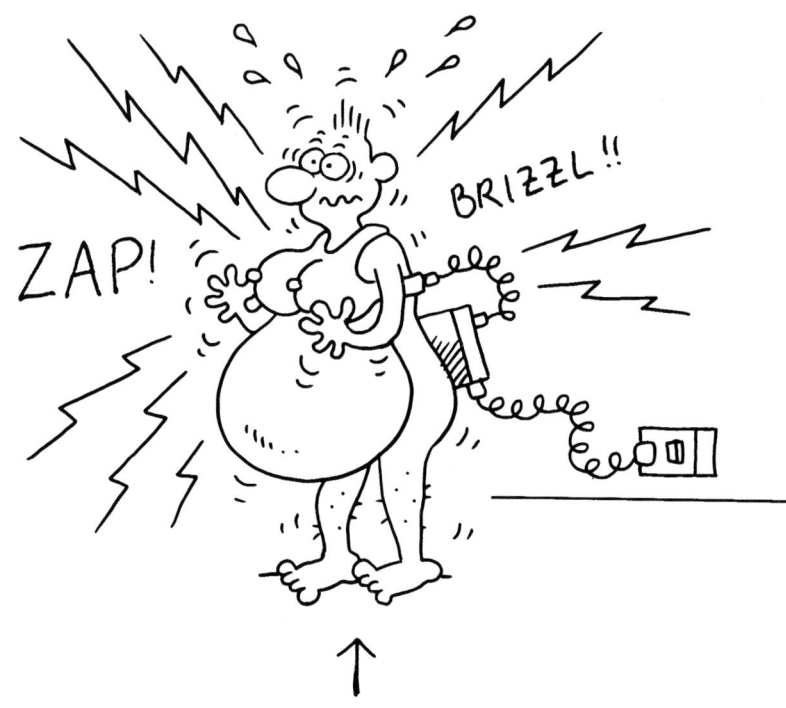

Durch gezielte Stromstöße lernt Ihr Partner auch, wie es sich anfühlt, wenn milchgefüllte Brüste gequetscht werden, und begreift so, was für empfindsame und schonungsbedürftige Organe das während der Schwangerschaft sind.

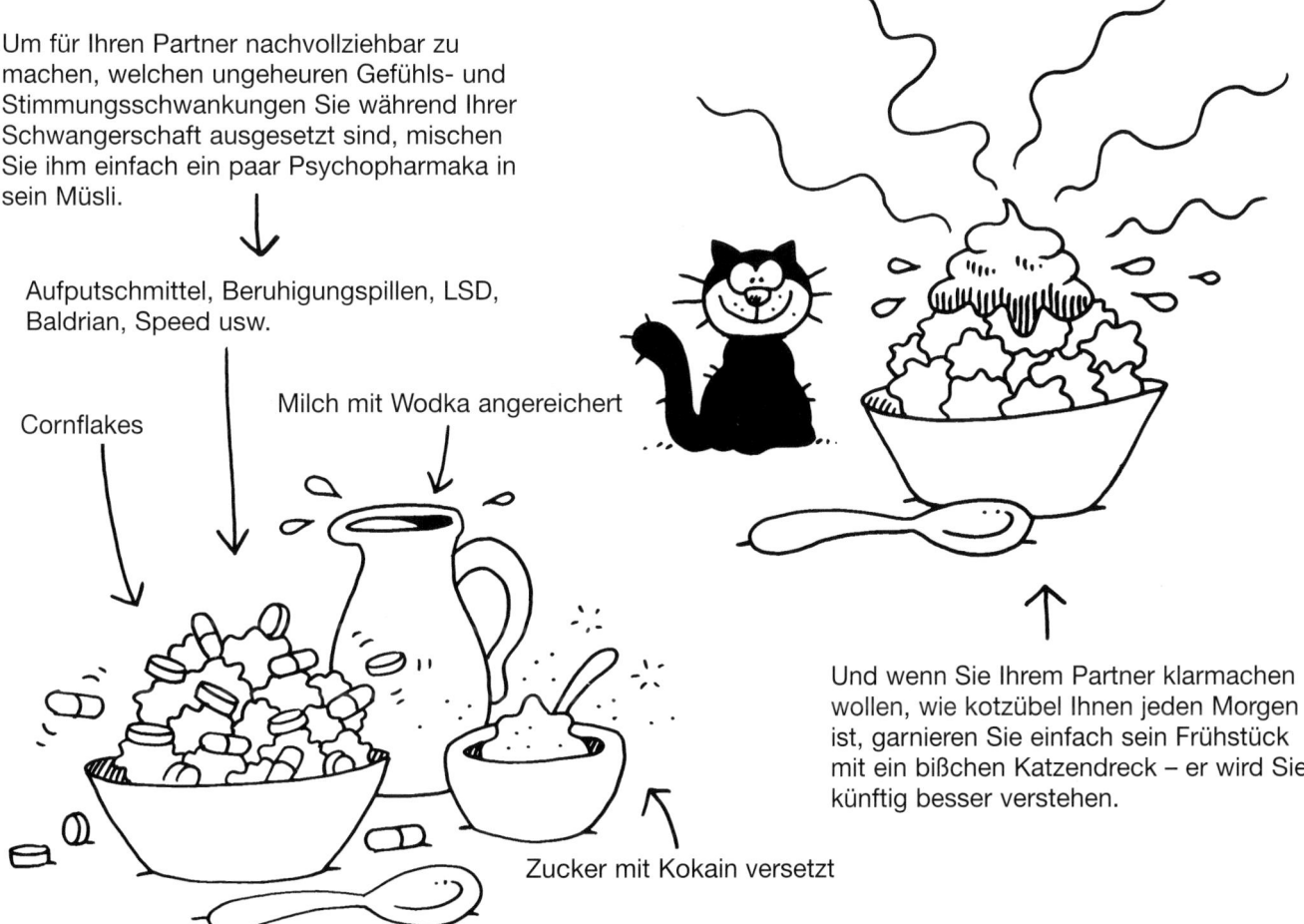

Um für Ihren Partner nachvollziehbar zu machen, welchen ungeheuren Gefühls- und Stimmungsschwankungen Sie während Ihrer Schwangerschaft ausgesetzt sind, mischen Sie ihm einfach ein paar Psychopharmaka in sein Müsli.

Aufputschmittel, Beruhigungspillen, LSD, Baldrian, Speed usw.

Cornflakes

Milch mit Wodka angereichert

Zucker mit Kokain versetzt

Und wenn Sie Ihrem Partner klarmachen wollen, wie kotzübel Ihnen jeden Morgen ist, garnieren Sie einfach sein Frühstück mit ein bißchen Katzendreck – er wird Sie künftig besser verstehen.

Die meisten werdenden Mütter sprechen regelmäßig mit ihren noch ungeborenen Babys. Dies und anspruchsvolle Musik wird von den meisten Experten als ungemein nützlich für die Entwicklung des Babys angesehen.

Auch hier ist es wichtig, daß Ihr Partner sich an diesen pränatalen Übungen beteiligt, so daß das Baby sich an beide Stimmen gewöhnt und begreift, daß es nicht bloß Mutti gibt.

GEBURTSVORBEREITUNGEN

ALLGEMEINE PROBLEME

OH MEIN GOTT! ES KOMMT NICHT RAUS!

- (A) Hebamme ist irgendwo bei einer anderen Geburt
- (B) Wehen
- (C) Das Baby will nicht raus
- (D) Stärkere Wehen
- (E) Immer noch kein Baby
- (F) Noch stärkere Wehen
- (G) Nix da, kein Baby
- (H) Immer stärkere Wehen
- (J) Ist es endlich soweit?!!
- (K) Oh mein Gott, es sind Drillinge!
- (L) Vollkommen hysterischer Partner

MIT DER PANIK DES PARTNERS FERTIGWERDEN

Egal wie intensiv Sie Ihren Partner auf den Geburtsstreß vorbereiten, egal wie viele Bücher Sie ihm geben, wie viele Kurse Sie gemeinsam besuchen und wie viele Videos Sie ihm zeigen, wird er doch unweigerlich panisch durchdrehen, wenn endlich die Wehen beginnen, besonders dann, wenn die Geburt länger als eine Stunde dauert oder alles insgesamt sehr chaotisch verläuft.

Bitte beachten Sie: Verwechseln Sie die wachsende Unruhe Ihres Partners nicht mit seiner normalen Ungeduld, wenn er mal wieder mit seinen Kumpels einen heben gehen will.

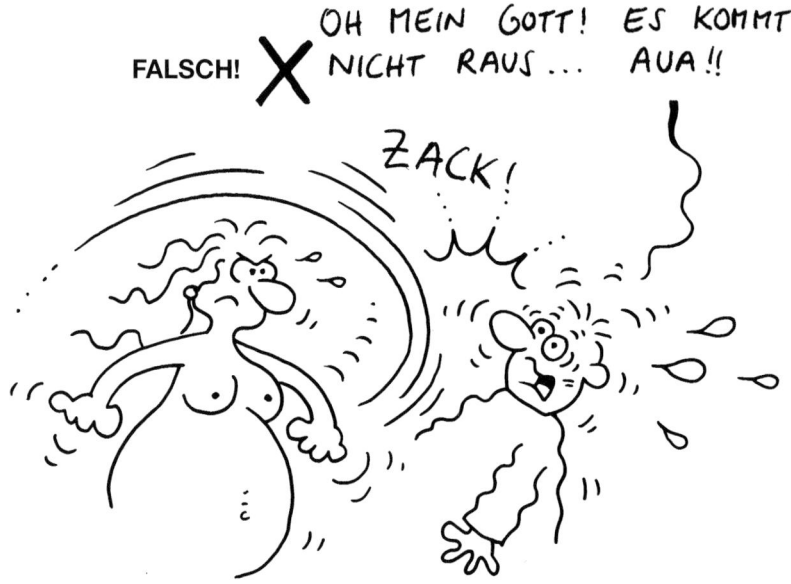

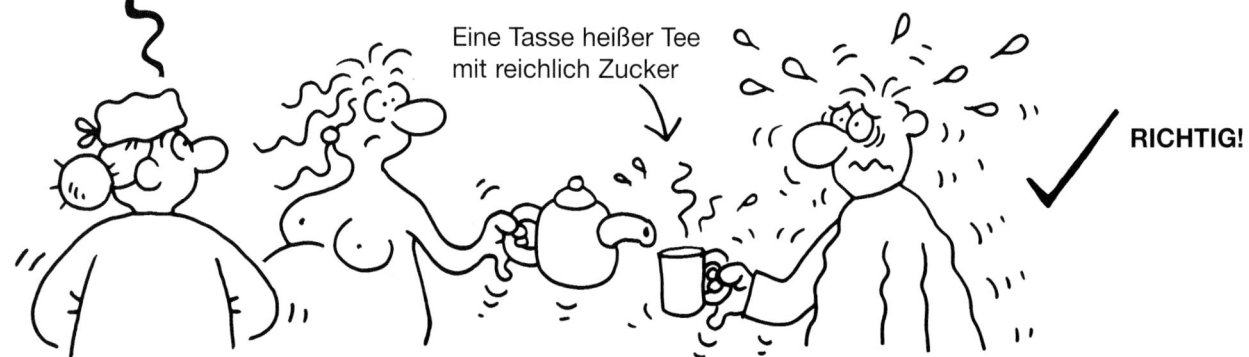

DIE RICHTIGE GEBÄRMETHODE WÄHLEN

Sie können Ihr Kind auf die unterschiedlichsten Weisen zur Welt bringen. Entscheiden Sie rechtzeitig, welche Methode Ihnen am angenehmsten erscheint:

A) Natürliche Geburt, ohne Medikamente
B) Nur ein bißchen Lachgas und Sauerstoff
C) »Knallt mich voll mit Valium, ihr Idioten!«

Sie können auch zwischen unterschiedlichen Geburtshaltungen wählen, als da wären:

A) Auf dem Rücken liegend
B) Auf allen Vieren kniend
C) Im warmen Wasser liegend

Oder, als letzte Rettung:

D) Auf einem Trampolin auf und ab springend und dabei kreischend: »Komm endlich raus!«

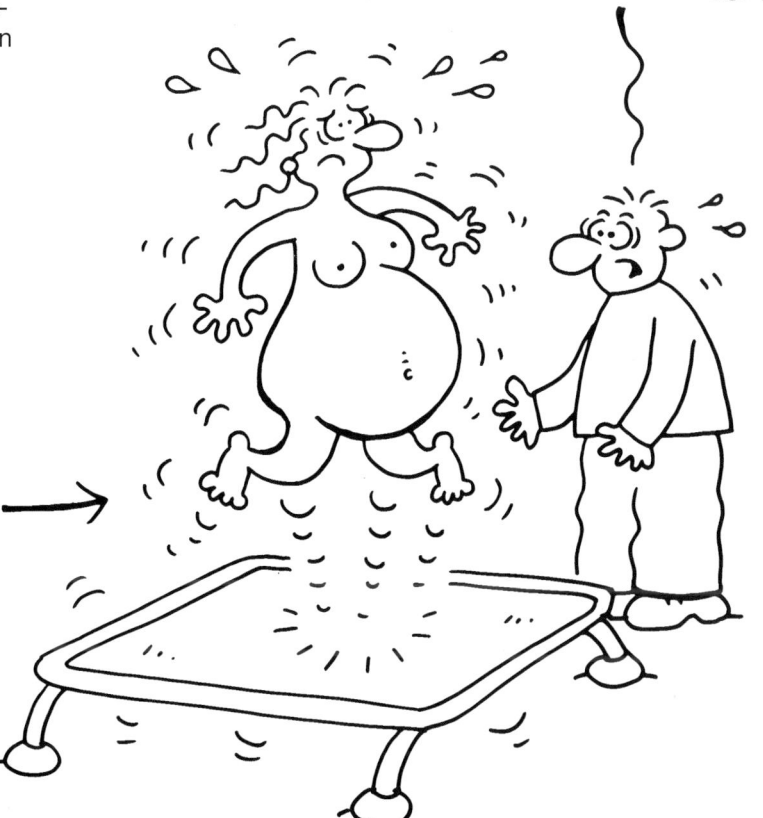

GEBURTSVORBEREITUNGSKURSE

Geburtsvorbereitungskurse, Geburtshilfebücher und Geburtsvideos sind wunderbar geeignet, Sie und Ihren Partner auf den großen Augenblick vorzubereiten.

Es gibt da allerdings ein paar Dinge, die Sie auf diese Weise nicht lernen werden, die Sie jedoch unbedingt wissen sollten und die Sie unbedingt regelmäßig zu Hause üben sollten, damit Sie am großen Tag fit sind:

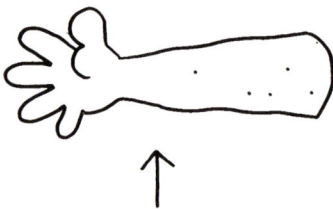

Unterarm und Hand aus Gummi, damit Sie üben können, Ihrem Partner die Finger zu zerquetschen und mit Ihren Fingernägeln die Haut aufzureißen, während die Wehen Sie wahnsinnig machen.

Ausdauerndes Training in den Monaten vor der Geburt wird Ihre Handmuskulatur kräftigen und Ihnen in den Stunden der Geburt ungeheure Kräfte verleihen, die Sie an Ihrem Partner auslassen können (vergessen Sie auch nicht, Ihre Nägel in den Wochen vor der Geburt schön lang wachsen zu lassen).

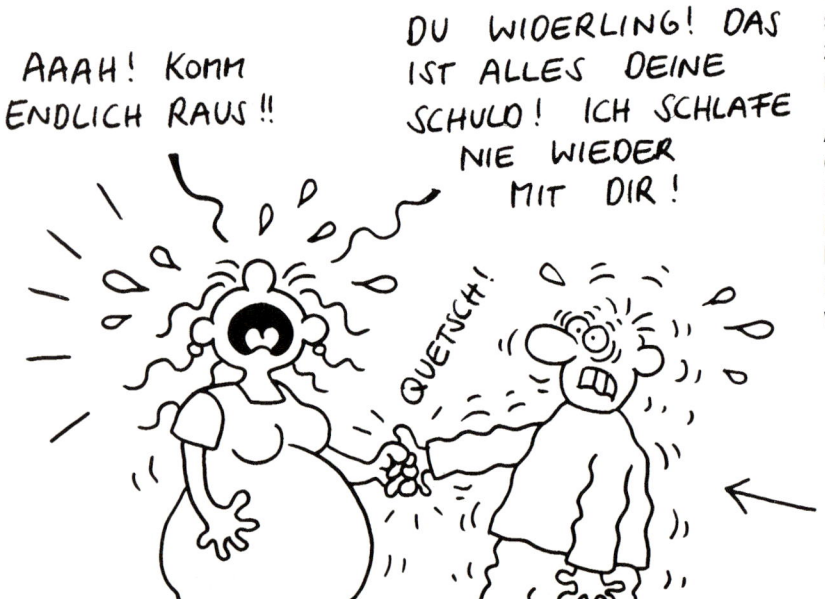

Auch das Fluchen und Kreischen sollten Sie in den Wochen vor der Geburt ausreichend trainieren, damit Ihnen die Worte im Moment des Horrors flüssig von den Lippen gehen.

DAS ERLEBNIS GEBURT WIRKLICH MITEINANDER TEILEN

Heutzutage empfinden wir es als selbstverständlich und überaus wichtig, daß der Vater die Erfahrung der Geburt mit der Mutter teilt, und werdende Väter sind in aller Regel in den Kreißsälen willkommen.

Und natürlich fühlt Ihr liebevoller Partner mit Ihnen, wenn er Sie die ungeheuren Schmerzen der Geburt erleiden sieht.

Wenn Sie aber sichergehen wollen, daß Ihr Partner wirklich alle Freuden des Gebärens, das ganze Wunder der Geburt ebenso fühlt wie Sie (und warum sollte er nicht?), empfehlen wir Ihnen ein paar simple Maßnahmen, bevor Sie in die Klinik fahren:

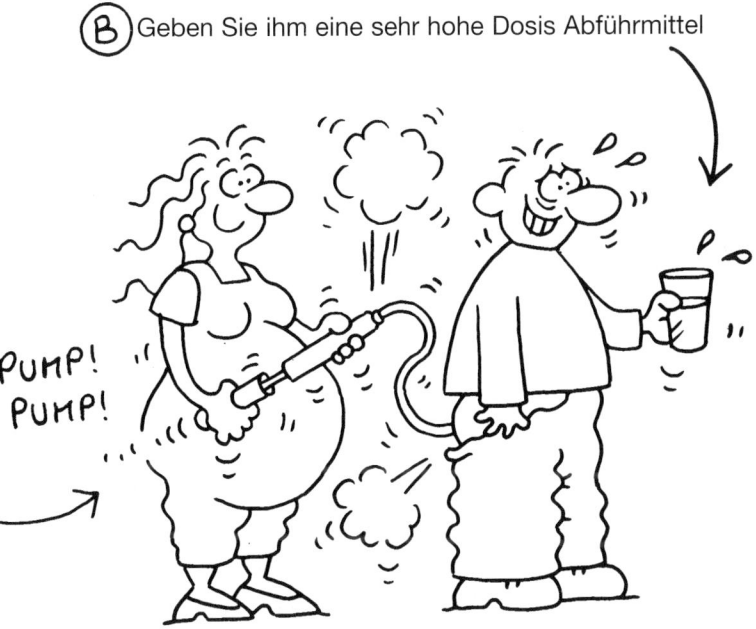

Ⓐ Stecken Sie einen aufblasbaren Ball in den Hintern Ihres Partners und pumpen Sie ihn auf

Ⓑ Geben Sie ihm eine sehr hohe Dosis Abführmittel

Ⓒ Und dann schnell in die Klinik, wo Sie allerdings zwei Betten reservieren sollten!

RECHTZEITIG VORSORGEN: WENN DAS BABY DA IST

Zu den wichtigen Dingen, die Sie in den Wochen vor der Geburt unbedingt erledigen sollten, gehören einige Einkäufe, zu denen Sie, wenn das Baby erst mal im Haus ist, nicht mehr kommen werden. Das kostet zwar alles ein bißchen Zeit (und eine Menge Geld), aber Sie sind dafür perfekt vorbereitet, wenn das neue Familienmitglied endlich da ist.

BABYSACHEN EINKAUFEN

Es ist unabdingbar, daß Sie alle Babysachen – Windeln, Bettchen, Söckchen, Strampelanzüge, Mützchen, Puder, Creme, Fläschchen, Warmhalteapparat, Stilleinlagen usw. usw. – rechtzeitig einkaufen, denn später kommen Sie nicht mehr dazu.

Zunächst brauchen Sie:

A) Ein sehr sehr großes Stück Papier für die Einkaufsliste
B) Einen Miet-LKW, um das ganze Zeug nach Hause zu bringen
C) Einen Gabelstapler, um es einzulagern
D) Einen sehr mitfühlenden Bankangestellten, der Ihnen einen günstigen Anschaffungskredit gewährt (sehr zu empfehlen sind Bankangestellte, die gerade selbst Vater geworden sind – achten Sie auf die typischen Anzeichen)

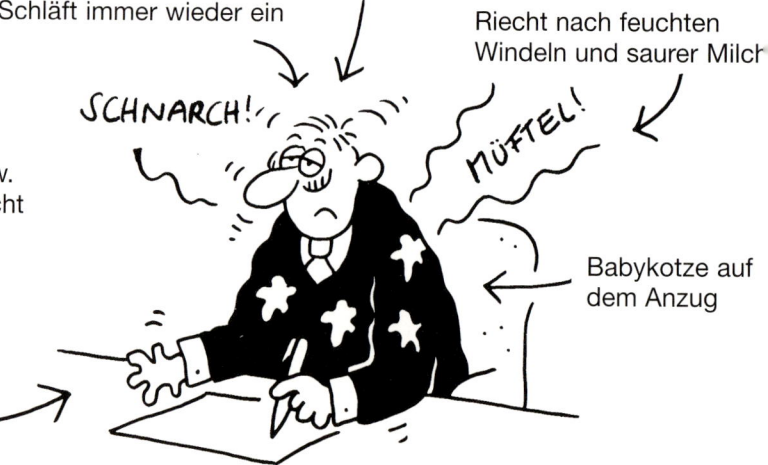

Woran man einen mitfühlenden Bankangestellten erkennt

DAS BABY-ZIMMER EINRICHTEN

Am Anfang werden Sie das Bettchen oder die Wiege möglichst in Ihrem Schlafzimmer aufstellen wollen, aber sicher werden Sie bald feststellen, daß das nicht der beste Ort dafür ist (es sei denn, Sie genießen andauernden Schlafentzug).

Am besten ist es also, Sie haben für Ihr Baby schon ein Zimmer komplett eingerichtet, so daß Sie sich darum nicht erst kümmern müssen, wenn es bereits zu spät ist (und Sie feststellen, daß Sie eben doch nicht so zäh sind, wie Sie dachten!).

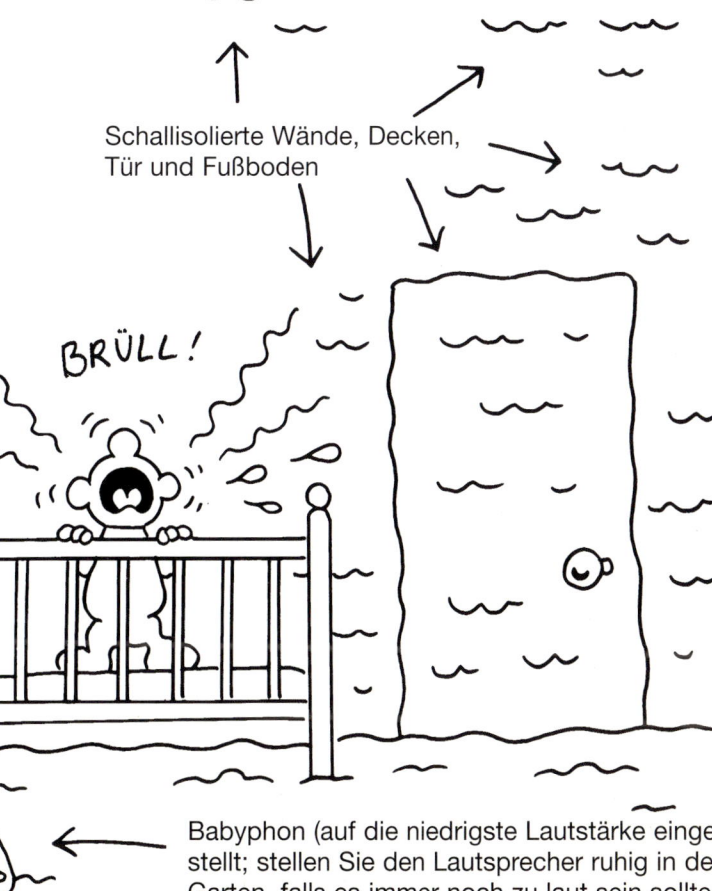

BABYPFLEGE WILL GELERNT SEIN

In den Geburtsvorbereitungskursen, an denen Sie ja sicherlich teilnehmen, gibt man Ihnen häufig Gelegenheit, mit einer Baby-Puppe die wichtigsten Handgriffe zu üben.

Wenn Sie aber wirklich auf das vorbereitet sein wollen, was Ihnen blüht, empfehlen wir dringend den Kauf einer »Original-Lebensecht-Baby-Puppe« (Patent angemeldet), da nur sie über die technischen Voraussetzungen verfügt, naturgetreues Baby-Verhalten zu simulieren.

Manuell einstellbare Mund-Saugventile für lebensechte Still-Übungen: Stufenlos verstellbar von »Leichtes Zutzeln« bis »O Gott, es beißt mir die Nippel ab!«

Lebensechte Fütterungs-Pumpe: ermöglicht den automatischen Rückstoß von ca. zwei Dritteln aller zu sich genommenen Flüssigkeiten (Milch, Brei usw.); die hochsensible Sensor-Automatik erkennt, ob Sie gerade Ihren neuen Anzug oder das schicke schwarze Kostüm anhaben, und dosiert die entsprechende Ausspuck-Menge stufenlos von »Feines Sprühen« bis zu »Klebrige Brocken«.

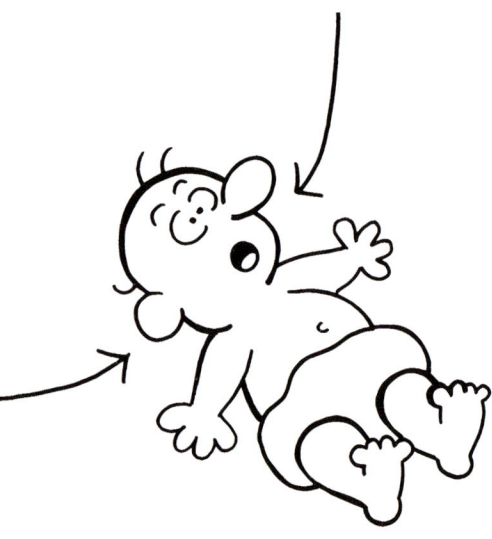

»ORIGINAL-LEBENSECHT-BABY-PUPPE« (Patent angemeldet)

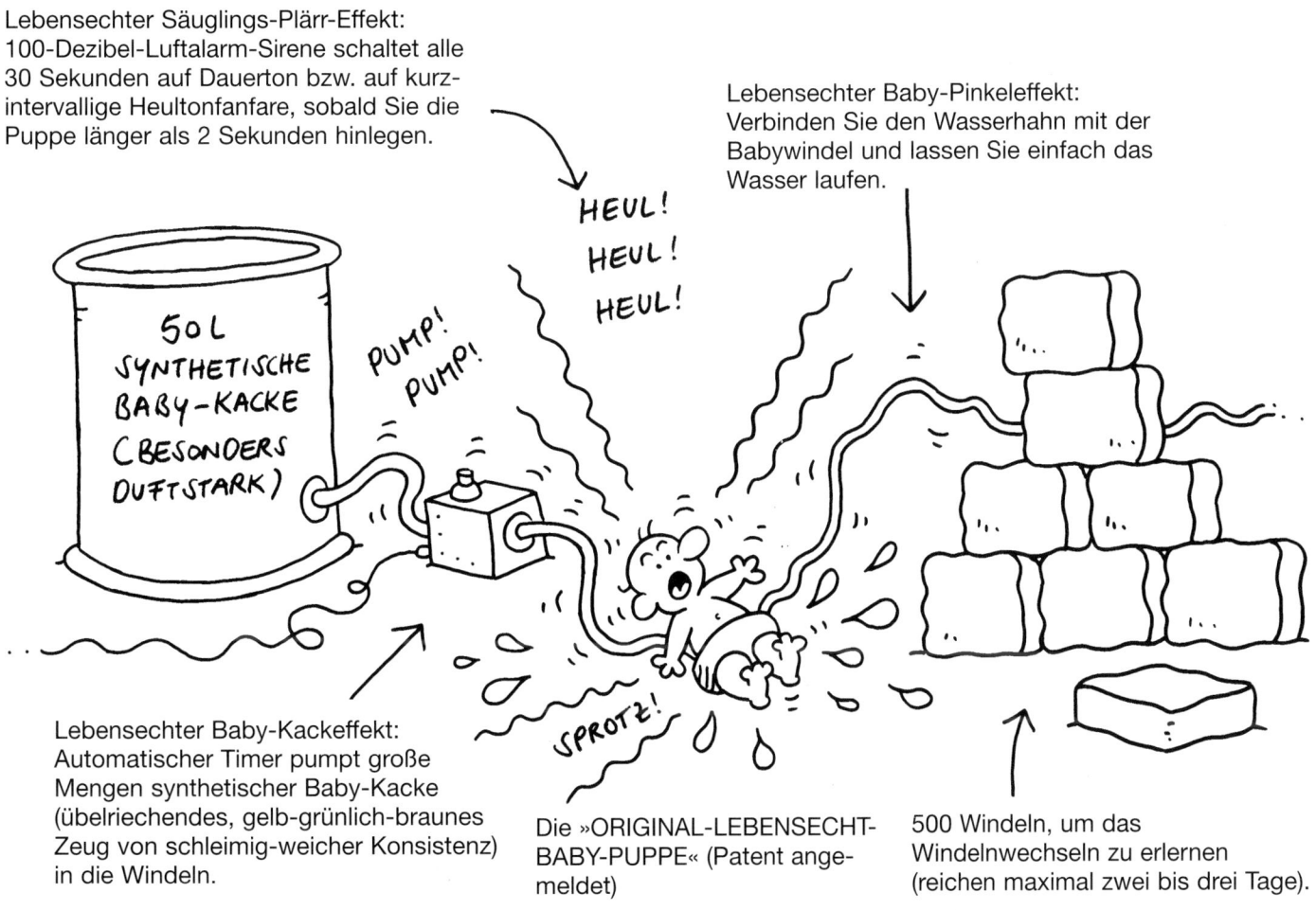

WIE SIE SICH AN SCHLAFLOSE NÄCHTE GEWÖHNEN

Es ist stark zu empfehlen, daß Sie sich schrittweise an den Schlafentzug gewöhnen, so daß sich Ihr Nervensystem an den veränderten Schlafrhythmus anpassen kann und so der Schock, den Sie auf jeden Fall erleiden werden, sobald Ihr Baby auf der Welt ist, ein klein wenig gemildert wird.

Gehen Sie dabei zuerst vorsichtig vor und stellen Sie Ihren Wecker auf ein oder zwei Weckzeiten mitten in der Nacht und am frühen Morgen. Erhöhen Sie dann die Weckdosis schrittweise, bis Ihr Schlaf einmal pro Stunde vom durchdringenden Weckerläuten unterbrochen wird. So kommen Sie ganz allmählich in den richtigen Rhythmus, der Ihr Leben in den nächsten Jahren beherrschen wird.

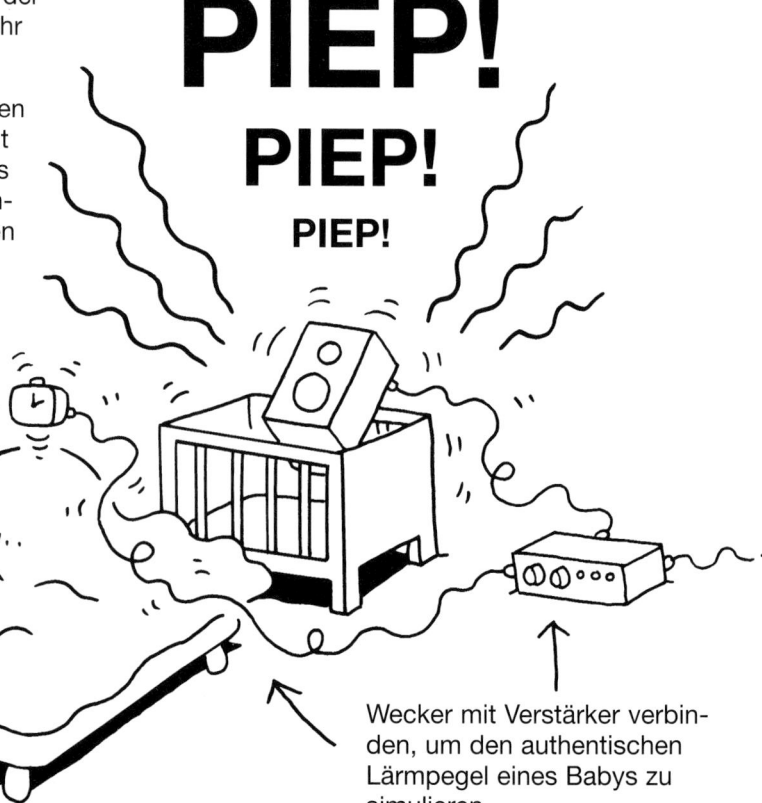

Wecker mit Verstärker verbinden, um den authentischen Lärmpegel eines Babys zu simulieren.

WIE SIE SICH AN EINE ÜBELRIECHENDE WOHNUNG GEWÖHNEN

Wenn Sie nicht von den Gerüchen, die Ihr neues Baby im Haus verbreitet, schockhaft überwältigt werden wollen, sollten Sie sich auch auf diese neuartige Belastung Ihres Alltags vorbereiten.

Bereits während der Schwangerschaft empfiehlt es sich, gebrauchte Windeln (mit möglichst frischen Ingredienzien) – am besten von irgendeinem Baby in der Nachbarschaft – zu beziehen. Die Eltern werden Ihnen dankbar sein.

Lassen Sie die gebrauchten Windeln ruhig ein paar Tage in einem Mülleimer reifen, und verteilen Sie sie dann überall in Ihrer Wohnung, damit Ihr einst frisch duftendes Heim umgehend die typische »Oh Gott, hier riecht's nach Baby-Kacke«-Atmosphäre erhält.

Besonders für werdende Väter ist es eminent wichtig, sich schrittweise zu akklimatisieren, da sie in der Regel sehr empfindlich auf die intensiven Düfte reagieren und nur bei sorgfältig durchgeführter Gewöhnung auf das spätere Tragen von Gasmasken verzichten können.

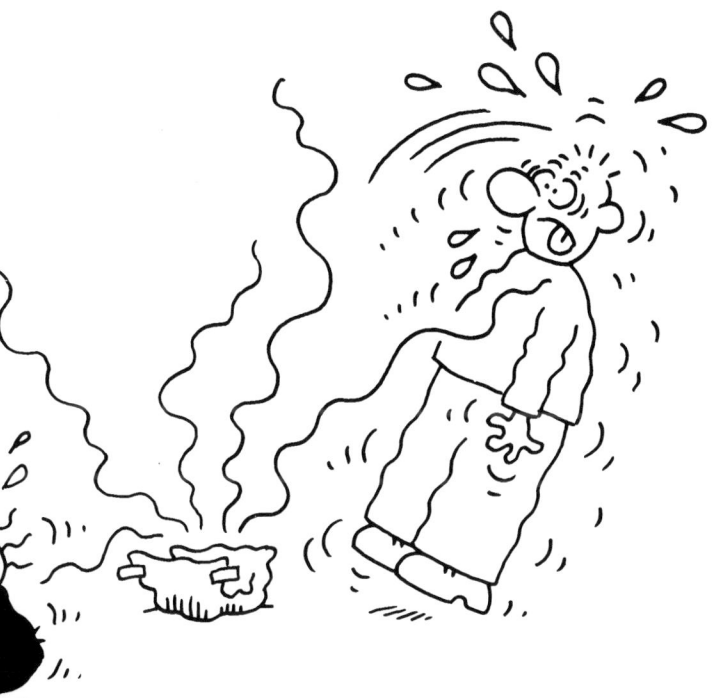

WIE SIE SICH AN BABY-SCHMODDER GEWÖHNEN

Sorry, aber Sie werden es akzeptieren müssen, daß alles (d.h. Möbel, Tapeten, Teppiche, Wände, Haustiere usw.) in Ihrer früher so hübschen, sauberen und aufgeräumten Wohnung nach Ankunft Ihres Babys umgehend mit einem schmoddrigen Film überzogen sein wird (säuerliche Milch, Baby-Brei, Baby-Kotze usw.).

Wenn Sie also bisher penibel auf Sauberkeit geachtet haben, empfiehlt es sich, daß Sie selbst die Wohnung (vor der Geburt Ihres Babys!) gründlich einsauen, so daß Sie sich an den Zustand gewöhnt haben und gelassen reagieren, wenn Ihr süßes Baby selbst in Aktion tritt.

Wenn Sie stolze Heimwerker und Freunde von »Schöner Wohnen« sein sollten, reden Sie sich einfach ein, so eine Baby-Dekoration sei der letzte Schrei. Im übrigen kann man mit verspritztem Spinat- oder Karottenbrei hochinteressante Muster auf langweilige weiße Wände zaubern.

Und wenn Sie schon gerade dabei sind, die ganze Wohnung mit Baby-Schmodder zu überziehen, vergessen Sie nicht, auch gleich Ihre schicken Anzüge und Kleider zu präparieren (besonders die schwer zu reinigenden), und natürlich auch die Sitzbezüge Ihres Autos.

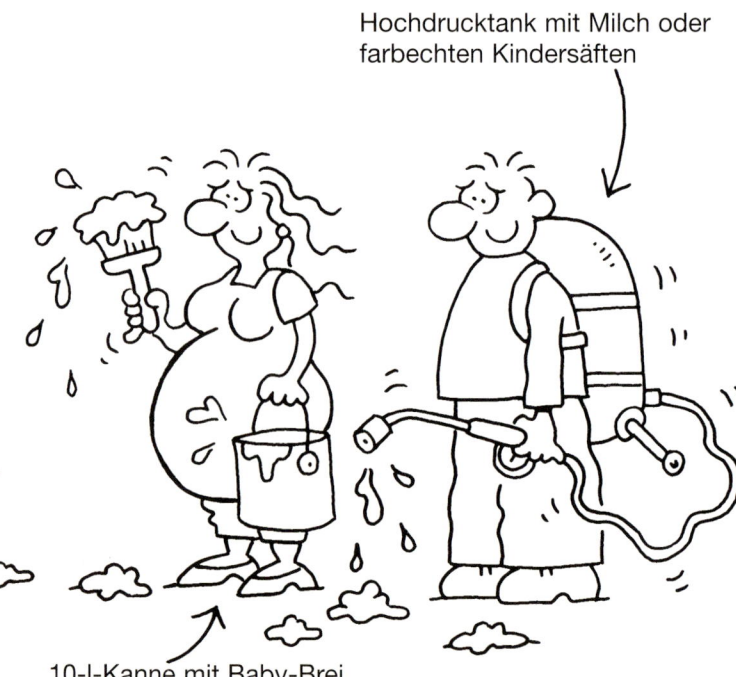

Hochdrucktank mit Milch oder farbechten Kindersäften

10-l-Kanne mit Baby-Brei

HAUSARBEITSTRAINING MIT NUR EINEM ARM

Diese unentbehrliche Fähigkeit sollten Sie unbedingt erlernen, bevor Sie Ihr Baby bekommen. Monat für Monat werden Sie Ihr Baby künftig auf dem Arm herumtragen müssen, und was immer Sie auch tun, Sie können es nur mit einem Arm bzw. einer Hand machen; selbst simpelste Tätigkeiten wie das Hinternabwischen werden so zu einem akrobatischen Akt.

Ein Kartoffelsack ist das geeignetste Trainingsgerät, da er genau das Gewicht eines Neugeborenen hat. Allerdings zappelt er nicht so rum (weshalb, ehrlich gesagt, natürlich ein Sack voller Frettchen am besten für das vorbereitende Training wäre!).

Was das jetzt soll, fragen Sie?! Ob man das das Baby nicht mal für 'ne Minute hinlegen kann, fragen Sie?!? Hahahaha, das ist ja zu witzig! Hihihihi! Der ist gut!!! Aufhören, aufhören – ich lach' mich tot!

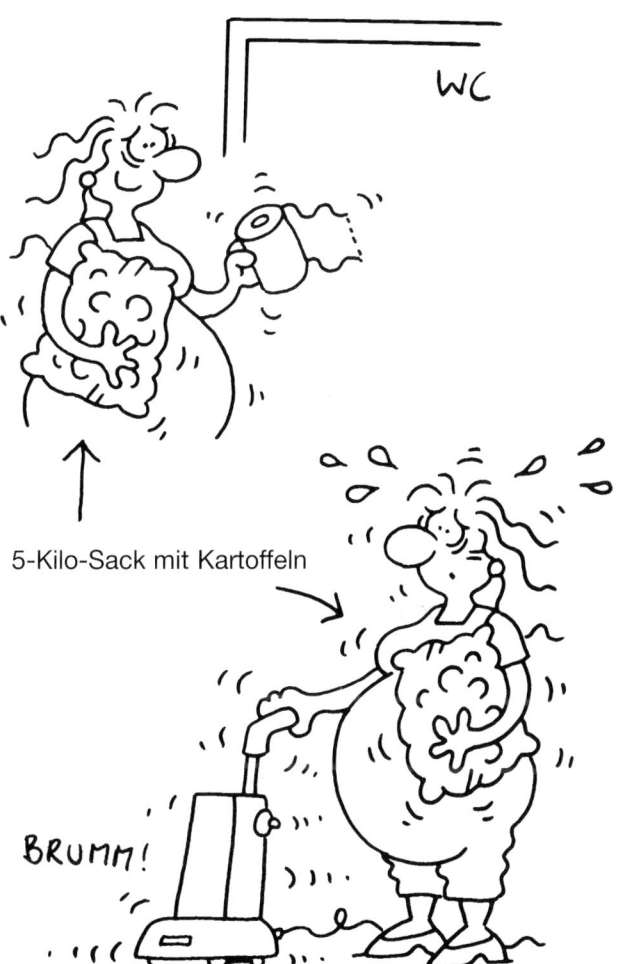

5-Kilo-Sack mit Kartoffeln

WIE SIE DAS ZUHAUSEBLEIBEN ÜBEN

Sie sollten sich am besten auch daran gewöhnen – je eher, desto besser.

Beginnen Sie damit, sich immer seltener mit Freunden zu treffen, gehen Sie nicht mehr in die Kneipe um die Ecke, sagen Sie dann immer häufiger Einladungen zu Partys, Geschäftsessen, Betriebsfeiern usw. ab, vergessen Sie Kino, Oper und Theater, gewöhnen Sie sich daran, daß Sie Restaurants nur noch von außen sehen, und verbannen Sie jeden Gedanken an irgendwelche schönen Urlaube oder womöglich gar Flugreisen in den sonnigen Süden aus Ihrer Phantasie (mit dem Baby im Flugzeug zu reisen ist ein Horrorerlebnis, das Sie sich auf keinen Fall antun sollten!).

Ab in den Müll mit Veranstaltungskalendern, Kinoprogrammen, Ferienprospekten usw.!

Ebenfalls erhältlich in dieser Reihe:

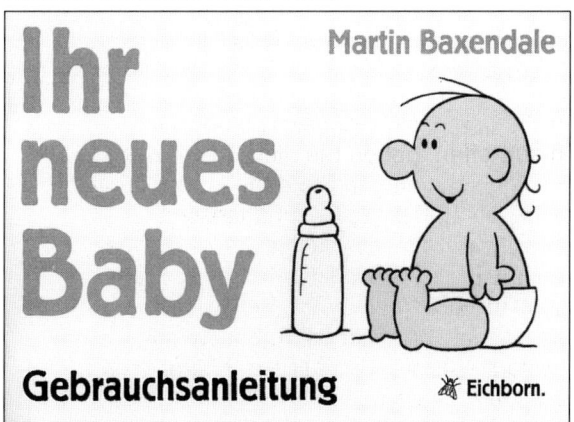

Ihr neues BABY – Gebrauchsanleitung
Ein überaus populärer Ratgeber über die Instandhaltung und den Umgang mit Ihrem neuen BABY, von unschätzbarem Wert besonders für Anfänger. Darin erhalten Sie eine umfassende Einführung in die zahllosen Möglichkeiten nützlicher und unterhaltsamer Eigenschaften und Funktionen, wie geschaffen für die unerfahrensten unter den BABY-Eignern und -Betreibern. Wir garantieren Ihnen viele Jahre problemlose Laufzeit.

»Ich weiß nicht, was ich ohne Ihr wundervolles BABY-Handbuch getan hätte. Ich hatte ja keine Ahnung, was ich mit meinem BABY anfangen soll. Zuerst dachte ich, es handele sich dabei um eine neuartige Küchenmaschine. Doch dann las ich Ihr Handbuch.«
(Unerbetene Leserzuschrift von Herrn S.Tiesel aus Gau-Bickelheim)

Für die bemerkenswertesten Momente im Leben Ihres neuen Babys

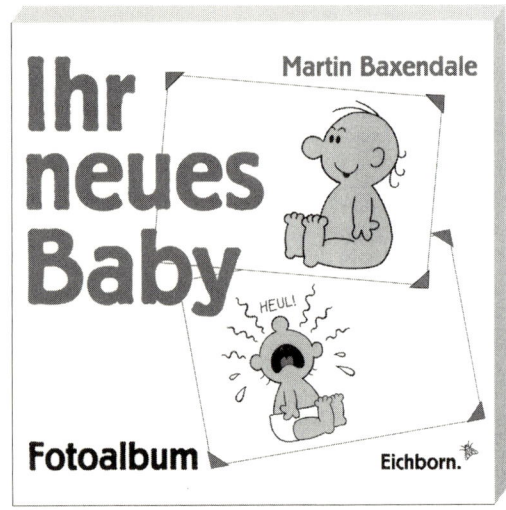

Herzlichen Glückwunsch! Sie haben ein neues Baby, das Ihnen in Zukunft unzählige schöne und aufregende Stunden verschaffen wird. Damit Sie sich auch in zwanzigen Jahren noch detailgenau daran erinnern können, steht Ihnen nun dieses besondere Fotoalbum zur Verfügung.

Es hat viel Platz für Fotos aller denkwürdigen Ereignisse im Leben Ihres neuen Babys und für Ihre persönlichen Notizen.
Martin Baxendales possierliche Zeichnungen und witzigen Kommentare ergänzen alles aufs vortrefflichste.

Martin Baxendale • Ihr neues Baby • Fotoalbum
broschiert • 48 Seiten • DM 12,95 • ISBN 3-8218-2450-6

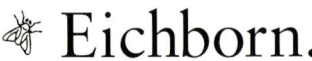 Eichborn.

Kaiserstraße 66
60329 Frankfurt
Telefon: 069 / 25 60 03-0
Fax: 069 / 25 60 03-30
www.eichborn.de

Wir schicken Ihnen gern ein Verlagsverzeichnis.